AF468133

SCORBUT ÉPIDÉMIQUE

DES

PRISONS.

SCORBUT ÉPIDÉMIQUE DES PRISONS,

Par Y.-J.-Edouard LE BER,

Docteur en Médecine de la Faculté de Paris, chargé du Service Médical dans la Maison Centrale de Détention de Clairvaux.

Asthenia.
(Cullen.)

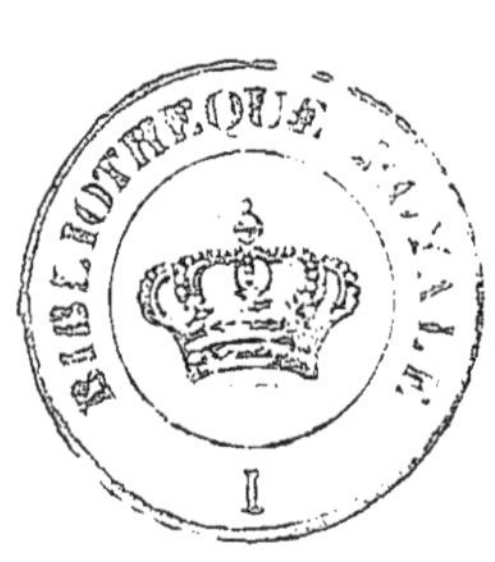

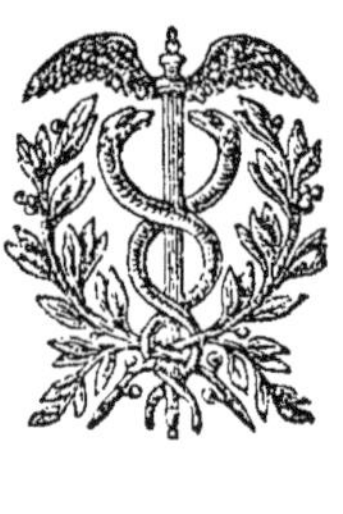

PARIS.

CHEZ GERMER-BAILLIÈRE, LIBRAIRE,
RUE DE L'ÉCOLE-DE-MÉDECINE, 13 *bis*.

ET A TROYES, CHEZ BOUQUOT, IMPRIMEUR-LIBRAIRE, RUE NOTRE-DAME.

1840.

INTRODUCTION.

Plusieurs auteurs ont écrit sur le scorbut; mais aucun n'a pris pour sujet cette maladie observée dans les prisons. La marine anglaise, dont les officiers de santé rassemblent et publient chaque année les notes les plus précieuses sur l'hygiène des vaisseaux, s'est ainsi créé une médecine navale fort riche de faits et de relations d'épidémies scorbutiques; mais dans tous les cas de ce dernier genre, les causes, les symptômes, la marche, la durée, la terminaison et le traitement sont les mêmes; et à mon avis, il existe une si grande différence entre les scorbuts de mer et des villes et celui des prisons; et cela m'est si bien démontré par une expérience de trois années, par des recherches profondes, par une étude de cette maladie sur près de 700 sujets, cette année surtout, que, sans vouloir imposer mon opinion, désirant au contraire des objections qui ne pourraient que profiter à la science, je dis que le scorbut des maisons de détention est une maladie à part, dont les causes ne sont plus celles du scorbut des cités ou des vaisseaux, et dont la marche, la durée, la terminaison et le traitement en diffèrent essentiellement. Sans doute, il y a une grande analogie entre ces deux états d'asthénie générale, comme cela a lieu dans toutes les maladies entr'elles; mais en comparant d'abord les époques d'invasion, on voit que c'est ordinairement en automne que le scorbut se montre dans les villes; il sévit pendant l'hiver, et cesse généralement en été. Dans les prisons, au contraire, c'est avec les chaleurs de l'été qu'il commence; il sévit pendant le mois d'août, et disparaît lorsque la saison devient froide et humide, ou chaude et humide, et il n'en reste aucune trace pendant l'hiver, quel qu'il soit. Le défaut d'une nourriture saine, l'usage prolongé des aliments salés et fumés, ou toute autre de nature insalubre, les eaux corrompues, la disette, les fatigues excessives, toutes causes du scorbut ordinaire, n'existent pas dans notre système carcérien. La nourriture des prisonniers est au contraire fort saine, variée, et en quantité plus que suffisante pour des hommes dont on n'exige aucun travail pénible; les eaux sont pures, limpides, sans aucun mauvais goût; les aliments fumés et salés sont interdits. Si nous analysons les symptômes, nous voyons qu'ordinairement les gencives se tuméfient, sont douloureuses, livides, molles, spongieuses; ce qui a lieu en partie chez nos malades. Les dents sont, pour ainsi dire, festonnées en rouge; mais elles se déchaussent rarement, rarement aussi elles vacillent, et ne tombent jamais, du moins je n'en puis citer un seul exemple. De même, je n'ai jamais remarqué de varices aux membres abdominaux, ni ces ulcères très-douloureux qui deviennent sordides, fougueux, et versent abondamment une sanie fétide, etc., etc. Je puis démontrer aussi une grande différence dans les diverses phases de la maladie, et malgré l'impossibilité de remplir une des premières conditions du traitement, qui est surtout d'éloigner le malade de l'air dans lequel il a contracté le scorbut, j'ai vu qu'en attaquant les causes qui me paraissent probables, et dans le foyer même de l'épidémie, c'est-à-dire dans la prison, un grand nombre de sujets guérissaient, sans avoir un seul instant suspendu leurs travaux.

En vue de diminuer les chances de maladie chez nos détenus, j'ai entrepris cet essai sur une affection à part, qu'on dirait devenue désormais le propre de la population des grandes prisons, à moins que des influences extérieures, inappréciables d'abord, ne viennent en masquer la nature ou en retarder le développement. J'y ai indiqué les causes, les symptômes et les pronostics. Un chapitre est consacré aux observations fournies par les autopsies, et un autre à l'exposé des moyens curatifs.

His aliquid auxilii si præbere mihi contigit, meo proposito satisfeci, dignum patientiæ laborisque præmium recepi.

SCORBUT ÉPIDÉMIQUE

DES PRISONS.

Dans plusieurs volumes de la Statistique générale de France, il est fait mention d'épidémies fréquentes dans les prisons, et on y démontre leur ancienneté dans ces lieux. Ce seul nom d'épidémie imprime dans le monde un sentiment de terreur; on se persuade que des maladies, auxquelles on assigne cette dénomination, offrent un danger plus grand et ont une marche plus redoutable; disons que l'état épidémique ne doit pas être redouté parce que le nombre des malades est alors plus considérable, mais bien parce que les maladies sont en général plus fâcheuses, surtout si elles sont contagieuses. Le mot épidémie n'indique point un ordre particulier de maladie, mais seulement une forme, un caractère que revêt une affection, qui, sans être contagieuse cependant, attaque en même temps et dans le même lieu, un grand nombre de personnes à la fois et passagèrement (ἐπί sur δῆμος le peuple), différant en cela de l'expression endémique (ἐνδήμος domestique, ἐν dans δῆμος le peuple), qui est employée en pathologie pour qualifier des maladies inhérentes à certaines localités, particulières à certains peuples, comme les fièvres intermittentes dans les endroits marécageux, etc., etc.

L'étude des épidémies est peut-être ce que la médecine a de plus important, et est certainement ce qu'elle a de plus utile. Témoin depuis trois ans de la réapparition du scorbut, avec le caractère épidémique, se renouvelant toujours à la même époque, dans la même saison, comme la saison elle-même, celle la plus chaude de l'année, qui ajoute aux causes débilitantes et semble en exalter l'activité, j'ai observé et noté les moindres détails avec une attention scrupuleuse et soutenue, pour les fondre dans un ensemble aussi méthodique que possible, et en former un essai, dans lequel j'ai admis des divisions par chapitres, pour rendre les recherches plus faciles.

Le scorbut, appelé par les Belges, les Saxons et les Hollandais, Schorbock, Scorbuck ou Schuerbuych, d'après l'affection abdominale;

Schorbeck par les Danois, eu égard au mauvais état des gencives ; désigné encore sous les noms de Stomacace ou Scelotyrbe, par Pline et Strabon, suivant que les malades avaient à se plaindre ou d'un mal de bouche ou de faiblesse radicale dans les organes de la locomotion, est une cachéxie dont la cause est une asthénie ou débilité du système digestif, dont la nature varie suivant l'espèce de régime antérieur, dont le caractère apparent n'est pas toujours constant, attendu qu'il dépend de la disposition de certains organes à en recevoir l'impression, et dont enfin l'établissement et les progrès résultent toujours du concours de plusieurs circonstances énervantes.

Ses effets principaux sont d'affecter les solides, et de ralentir le mouvement des fluides dont les qualités sont viciées, et qui bientôt acquièrent, sous l'influence continue des mêmes causes, une disposition à la putridité; de-là, diminution graduelle du pouvoir vital, faiblesse et prostration dans le système musculaire. On peut l'observer sous toutes les formes et à tous les degrés, depuis le simple gonflement sanguinolent des gencives, avec ou sans ulcérations de la membrane muqueuse de la bouche, jusqu'aux hémorrhagies les plus rebelles, à l'endurcissement comme ligneux du tissu cellulaire des jambes, à la contracture des membres et à l'impossibilité absolue de se mouvoir.

Le scorbut des prisons a cela seulement de commun avec celui des villes, qu'il porte son action sur les viscères abdominaux et les extrémités inférieures ; mais celui de mer agit sur le système glanduleux salivaire principalement, et il est de remarque que le tissu gengival se désorganise promptement : tandis que dans les prisons on rencontre affection grave de l'appareil digestif, ridigité ou faiblesse dans les extrémités inférieures, avec larges taches comme ecchymosées, aux malléoles surtout, où encore ces taches sont d'une forme lenticulaire, et fort souvent sans que la bouche ou les gencives soient aucunement intéressées.

La maladie ne diffère de la santé que par un changement dans la direction des forces vitales; sans les alternatives continuelles d'une vie agissante tantôt en plus, tantôt en moins, il y a gêne, embarras, malaise dans l'exercice de nos fonctions, et bientôt il y a maladie. Ces principes bien établis trouvent leur juste application dans les épidémies scorbutiques des prisons, qui reconnaissent encore pour cause une manière d'être trop longtemps la même, et un défaut d'exercice chez des sujets qui, avant leur privation de liberté, menaient une vie active, tandis qu'en prison le travail sédentaire des filatures et autres occupations semblables leur sont imposées.

La partie de la population des prisons, qui se recrute parmi les voleurs de profession, est celle qui, habituée à une existence nomade, tantôt de privations, tantôt de débauches, résisterait le mieux au scorbut; mais les artisans, les journaliers, les cultivateurs élevés dans les travaux les plus pénibles, dont la nourriture est en général grossière, et chez lesquels la vie se soutenait auparavant sans désordres, sans maladies, sont ceux qui fournissent les plus nombreux cas de scorbut, chez lesquels il s'établit le mieux, le plus vite, et est le plus durable. Si, avant la cessation entière de l'épidémie, on parvient à relever leurs forces abattues, à faire disparaître les symptômes du scorbut, et que dans ces conditions favorables, sans doute, on les rende à leurs occupations de la prison, de nouveaux symptômes reparaissent plus intenses alors, et cette fois la disparition en est fort longue et fort difficile; heureux quand un organe principal n'est pas trop gravement atteint, et quand la vie elle-même n'est pas compromise! Le voleur de profession, au contraire, dont l'existence n'a rien eu d'uniforme, n'a point été constamment la même, vie d'émotions et de désordres de toute nature, aujourd'hui nageant dans l'abondance, demain manquant de tout, trouve dans le régime de la maison, dans les habitudes forcées de tempérance qu'il contracte, une condition de santé, et celui-là devrait se bien porter; mais surtout chez lui la vie est attaquée dans ses sources par la masturbation pour ainsi dire continuelle; bientôt il survient des symptômes scorbutiques, puis ceux de la phthysie pulmonaire, à laquelle il succombe en peu de temps.

Une particularité des maladies des prisonniers, c'est qu'elles présentent beaucoup moins de chances de guérison que les autres, parce que les causes qui leur ont donné lieu sont incessantes; il faut aussi noter l'extrême longueur de leur convalescence et leur grande tendance aux rechutes : ce qui tient, d'une part et pour un grand nombre, à l'épuisement des sujets avant la maladie, et de l'autre au défaut de réparation après qu'elle s'est terminée : ce qui surtout distingue les cas pathologiques, et ce qui leur imprime en quelque sorte un caractère indélébile, c'est leur association fréquente avec l'adynamie. Cette gravité est non-seulement due aux causes précitées, c'est encore l'effet d'une nourriture pâteuse, peu acescente, qui n'est pas suffisamment stimulante, et aussi elle résulte de l'ennui et de la privation brusque et prolongée des grands mouvements et de presque tout l'exercice corporel pris en plein air. Chez les nouveaux venus, les réflexions, le chagrin, et aussi le changement de nourriture renforcent encore l'effet de cette privation : bientôt il survient de la faiblesse, de l'inappétence, les digestions sont mauvaises, etc. Quand il s'est passé un certain nombre de jours sans qu'un détenu soit ainsi affecté, ce n'est pour l'ordinaire que plus ou moins longtemps après que ces symptômes se déclarent, et alors la diathèse scorbutique ne manque guère de s'y joindre. Je conçois que l'exercice corporel étant presqu'incompatible avec l'institution des prisons, son défaut est un des inconvénients auxquels il est le plus difficile de remédier.

Dans la maison centrale de Clairvaux, le scorbut s'observe plus fréquemment au quartier des hommes que parmi les femmes et les enfants, malgré la constitution molle et délicate de ces derniers, qui semble être plus favorable à son développement. Les femmes n'ont contre elles que cette condition d'organisation, car les habitudes sédentaires sont généralement les leurs, et alors le défaut d'exercice ne peut être ici noté comme cause prochaine du scorbut. En ce qui regarde les enfants, ils sont pour la plupart mieux traités dans la prison qu'ils ne le seraient chez leurs parents ou dans leur état de mendicité; le régime, le travail, les habitudes forcées de tempérance, sont des conditions tellement avantageuses, que les constitutions lymphatiques par dégénérescence, y sont peu nombreuses, et les accidents qui en sont la suite, fort rares; en outre, la sévérité du réglement du 6 mai ne leur est appliquée qu'en ce qui concerne la cantine, ainsi, à chaque dimanche, le directeur leur permet la promenade et l'exercice à l'air libre dans ses jardins, et il leur serait très-profitable qu'on les occupât à des travaux d'horticulture.

Enfin, le scorbut des prisons est une adynamie chronique.

Ses causes prochaines, le défaut d'exercice musculaire, et l'absence de transpiration.

Sa cause éloignée, une nourriture devenue indigeste par son peu d'acescence.

Sa cause occasionnelle, une lésion profonde du principe vital.

Son symptôme invariable, la faiblesse et la prostration des forces.

Sa durée, autant que les chaleurs de l'été.

Sa terminaison, rarement funeste.

Et son traitement le plus sûr et le plus efficace, celui qui convient à toutes les maladies que la diminution de vitalité caractérise.

Causes.

Le scorbut, avons-nous dit, est une affection cachectique qui résulterait, entre autres causes, d'une manière d'être trop longtemps la même, et si l'uniformité porte sur plusieurs de nos fonctions les plus importantes, on ne peut la combattre qu'en la soumettant à l'action nouvelle et variée d'autres stimulus. Cela est si vrai que le régime même le plus succulent et nullement varié finirait par être préjudiciable et déterminerait le scorbut; pour preuve il y a de nombreux exemples à citer.

« Les causes du scorbut, dit un auteur Anglais, sont si impénétra- »bles, qu'elles surpassent ma capacité pour les découvrir. Plusieurs »pensent que cette maladie n'arrive aux marins que pour avoir resté »trop long-temps sur mer sans descendre à terre, parce qu'aussitôt

»qu'ils sont débarqués ils reprennent leurs forces et sont guéris sans »presque d'autres secours que celui de l'air et des aliments frais. »

Causes prochaines. Le défaut d'exercice musculaire, l'absence de transpiration.

De tout temps la vie sédentaire, l'indolence, la paresse ont été considérées comme causes prochaines et prédisposantes du scorbut ; aussi le travail a-t-il été organisé dans toutes les prisons. La question n'est pas d'en contester la puissance, mais bien la nature. Tel qu'il existe, il doit, sans doute, soustraire les prisonniers à l'action si à craindre pour leur santé, de l'oisiveté et de l'ennui ; son habitude, quand il est bien réglé, doit remplacer l'esprit de débauche par l'ordre, par la décence et les bonnes mœurs ; c'est même de tous les moyens, celui que l'expérience proclame le meilleur : exiger que tous les détenus indistinctement travaillent, c'est, d'ailleurs, obliger ceux qui n'ont pas de profession à en apprendre une, c'est les prémunir contre l'indigence et l'oisiveté quand plus tard ils rentreront dans la société ; c'est, par conséquent, fermer la source des vices, et prévenir des crimes nouveaux : elle est donc éminemment philantropique cette institution qui convertit les prisons en des ateliers de travail. On y prépare ordinairement le coton, la laine, le crin, l'étoupe ; on file, on natte, on tisse, on devide, ou tresse ; on fait, on raccommode des souliers, des habits, on coud, etc., etc. Mais ce sont tous ouvrages qui veulent qu'on soit assis, ou qui, s'ils demandent par fois un grand emploi de forces, ont l'inconvénient de fixer le travailleur à la même place. Ainsi, dans la distribution et le choix des travaux, on a plus consulté la commodité de l'administration que la santé des détenus et le besoin qu'ils auront d'un métier qui leur procure du pain. Bien que l'étroitesse des prisons ne permette pas ordinairement des travaux salutaires, on ne tire pas toujours tout le parti qu'on pourrait de la grandeur des établissements. Plusieurs occupations peuvent être assignées alternativement aux mêmes individus. Rien ne s'oppose à ce qu'on fasse succéder un travail pénible à un autre qui ne l'est pas ; un travail qui développe les forces à un qui est sédentaire ; un travail en plein air à un autre intérieur qui peut s'exécuter en tout temps ; enfin il faudrait varier les occupations et procurer aux détenus tous les avantages d'un exercice forcé.

Il y a certaines professions qui prédisposent au scorbut par les habitudes sédentaires qu'elles imposent, telles que celles de cordonnier, de tailleur et de tisserand. C'est aussi dans leurs ateliers que j'ai rencontré presque tous mes malades scorbutiques ; tandis que je n'en ai trouvé aucun parmi les menuisiers, les charrons, les charpentiers, scieurs de long, serruriers, cordiers et employés à la fabrication des toiles cirées ; ce sont les professions les plus convenables à la santé des détenus ; elles ne peuvent s'exercer qu'en plein air, et exigent un déplacement continuel, et si dans le nombre de ces derniers ouvriers, j'ai reconnu quelques sujets atteints de l'épidémie, je me suis assuré que, l'année précédente, ils avaient été affectés du scorbut, tant sont profondes, dans cette maladie, les altérations vitales, et que depuis peu seulement ils avaient changé d'industrie. Malgré que la nourriture, dans les bagnes, soit plus grossière encore qu'elle ne l'est dans les maisons centrales; malgré qu'elle soit constamment la même ainsi que dans ces dernières, très-rarement on y voit le scorbut s'y manifester, et il n'y règne pas épidémiquement; parce que la nature des travaux exige un emploi de forces, parce que l'exercice en a lieu en plein air, et malgré encore la sévérité de leur code, la cruauté même des moyens de correction, les forçats jouissent en général d'une bonne santé, et quelques-uns même atteignent un état plethorique que vous ne rencontrerez pas dans les maisons centrales ou autres prisons de l'intérieur.

L'état seul de lésion des organes digestifs ne déterminera pas le scorbut, et cette heureuse insuffisance aura lieu lorsque l'activité de quelques autres fonctions corrélatives ou consensuelles avec les digestives, suppléeront en quelque sorte aux désordres des dernières. C'est ainsi que l'occupation variée qui entretient l'action musculaire, qui provoque une transpiration douce et continuelle, s'opposera à son développement, et il est de remarque que dans une épidémie scorbutique, ceux qui ne transpirent pas sont les premiers qui en éprouvent les symptômes. En effet, tout ce qui s'oppose aux sécrétions et aux excrétions journalières, ou en gêne les fonctions, doit être considéré comme favorable à la maladie. Dans l'état de santé, le sang doit ses bonnes qualités à celles de l'air respiré, au genre d'occupations auxquelles on se livre, aux principes d'assimilation empruntés aux alimens sains et à l'expulsion des parties superflues par les emonctoires que la nature s'est réservées, savoir : les urines, les selles et surtout la transpiration; mais pour entretenir dans nos organes un état de vigueur et d'énergie normales, un changement d'action et de qualité de stimulus, est nécessaire de temps à autre. Ainsi, par le défaut d'exercice, les fonctions de la digestion sont affaiblies, et par suite du relâchement universel des fibres, des viscères digestifs (ce qui s'oppose à la régularité des premiers changemens, que la matière alimentaire doit éprouver pour devenir sang), il n'y a plus d'assimilation propre à l'état de santé. De ce manque d'assimilation, de cette débilité gastro-intestinale, et du consensus établi entre l'estomac et les intestins, les poumons et la peau, naissent la suppression de la perspiration cutanée et pulmonaire, cette sécheresse, cette rudesse et ce luisant de la peau des scorbutiques, ces taches qui leur apparaissent dès les commencemens, et qui disparaissent dès que l'estomac se rétablit.

Cause éloignée. Une nourriture devenue indigeste par son peu d'acescence (plus loin je fais connaître le sens que j'attache à ce mot).

Une nourriture toute de végétaux secs ou à peu près, et pendant toute l'année, est une des causes du scorbut. On nous objectera que les gens de campagne contractent rarement cette maladie, et qu'ils vivent longtemps, exempts d'indispositions, généralement parlant, quoiqu'ils ne se nourrissent que de végétaux, du moins dans un grand nombre de pays en France. D'abord, nous répondrons que si en effet pendant une grande partie de l'année, leur nourriture ne consiste qu'en légumes, du moins ils sont frais, et dans les prisons, cela a rarement lieu ; ensuite, ils sont habitués dès leur enfance à ce régime, et enfin ils en corrigent le défectueux par l'air pur qu'ils respirent ordinairement, par les eaux légères qu'ils boivent, par les exercices variés du corps, et qui sont plus ou moins multipliés, pénibles et fatigants. En sorte que, loin de s'en trouver indisposés, ils ne peuvent s'écarter de ces habitudes sans compromettre leur santé. Chez les prisonniers, au contraire, quel qu'ait été leur genre de vie avant leur punition, ou des villes ou des champs, ou d'oisiveté ou de labeurs, etc., ils sont condamnés à une inaction complète et à une alimentation de légumes secs. Or, il est constant qu'un tel état, soutenu trop longtemps et trop invariablement en opposition avec des conditions tout-à-fait contraires, déterminera les affections scorbutiques. Je n'attaque pas ici le régime alimentaire des prisons, trop de soins sont apportés à cette partie du service, je dis qu'en général elle est d'une nature intrinséquement bonne; mais l'estomac, qui d'abord avait trouvé dans ces alimens, une impression stimulante, bientôt ne l'y rencontre plus, nous dirons à l'article du traitement, comment on pourrait la conserver et la maintenir; et l'organe tombe peu à peu dans un état d'inertie qui permet, favorise et augmente l'action des autres circonstances énervantes.

En conséquence, c'est dans l'altération des sucs gastriques, qu'il faut rechercher la cause du scorbut : ainsi que je le disais, l'alimentation en elle-même est bonne, nourrissante, donnée en quantité suffisante, la préparation en est soignée; mais elle n'est nullement acescente, et ne contient plus à la longue assez de principes alibiles, au contraire, elle est pâteuse, absorbe promptement les sucs gastriques, et les dénature de même, et ceux-là qui se trouveront dans un état d'organisation tel que ces sucs, se sécrétent journellement en abondance, seront toujours préservés du scorbut, quel que soit ses envahissements, son état de développement épidémique. J'ai sous les yeux plusieurs sujets qui sont à Clairvaux depuis dix ans et plus, qui ont vu fréquemment régner le scorbut, et n'en ont jamais éprouvé la moindre atteinte. Cette réflexion me conduit à ajouter que dans l'épidémie du choléra-morbus asiatique en 1832, c'est aussi à la nature de leur organisation, à celle des sécrétions en général, que certaines personnes ont dû d'en être préservées, et par cette raison seule, en dépit de l'ingénieuse fable du *Draco-cholerifer*, qui n'aurait dû épargner qui que ce soit, ni aucune localité.

Nous avons entendu dire ici et répéter par des personnes qui, étrangères à la médecine, se mettaient aussi à la recherche des causes du scorbut, qu'elles avaient remarqué que cette maladie commençait seulement lorsque l'époque de la germination de la pomme de terre ne permettait plus que cette solanée parmentière, considérée comme légume frais, fût donnée aux détenus comme aliment ou comme article de vente à la cantine. Loin de moi la pensée de renouveler les attaques contre la pomme de terre, l'une des substances qui contiennent le plus de fécule amilacée, et par conséquent l'une des plus éminemment nutritives, et que M. Virey appelle si heureusement « *une » moisson souterraine, préservée par la nature, contre les tempêtes et les » calamités du ciel.* » Mais nous combattons l'opinion émise à son sujet, en lui contestant une propriété anti-scorbutique, telle, que son défaut devrait permettre subitement le développement du scorbut, lorsque nous avons à dire que, malgré les propriétés qu'on lui attribue, son usage pendant six ou sept mois, ne peut prémunir les détenus contre cette maladie, ni leur prêter une vigueur suffisante pour résister aux tendances scorbutiques, et nous ajouterons, pour prouver combien cette observation porte à faux, que bien avant d'en cesser l'usage, il y avait déjà des scorbutiques en grand nombre au dépôt des hommes, ainsi qu'il résulte des cahiers de visite de MM. les médecins, qui dès les premiers jours de mars de cette année, entre autres, signaient conjointement une feuille de visite prescrivant tisane et gargarismes à 103 détenus atteints de scorbut, et ce n'est ordinairement que le 15 avril ou dans les premiers jours de mai que la pomme de terre ne fait plus partie des alimens.

Je dis au contraire que cette solanée, quoique très-nourrissante, mais donnée ainsi aux détenus, comme aliment, pendant six ou sept mois, et sans un assaisonnement qui en releverait le goût, est, en raison de sa nature féculente, propre à absorber les sucs gastriques, et à les dénaturer, comme le font les légumes secs qu'on lui substitue, et qu'à elle aussi s'adressent les reproches ci-dessus mentionnés. C'est donc une erreur de croire que le scorbut commence quand on cesse de donner des pommes de terre aux détenus, et il n'y a pas lieu à trouver la moindre coïncidence dans ces deux faits.

Pour traduire ma pensée, je dirai, sans lui donner cependant tout le développement qu'elle comporte, et que n'admettent pas les bornes de cet essai, mais pour expliquer comment je comprends que la nourriture est devenue indigeste par son peu d'acescence; que les haricots, les pois, les lentilles, le riz et les pommes de terre, formant la base de la nourriture des prisonniers, aliments dont les uns sont féculents, et les autres mucilagineux et sucrés, font que le bol alimentaire est d'une nature muqueuse, mucilagineuse, visqueuse et gluante, appelée Mucique, impropre à l'assimilation, et nuisant à la digestion, son effet étant de frapper d'atonie tout l'appareil de cette fonction. C'est à la présence continuelle de ce principe Mucique ou muqueux dans l'estomac, qu'il faut attribuer la perte d'appétit, l'état saburral si ordinaire, les érysipèles si communs, les embarras gastriques, les diarrhées, le scorbut enfin.

L'atonie des organes digestifs, chez les détenus, a été signalée par tous les médecins des prisons, et entr'autres par les célèbres docteurs Coindet et Gosse, de Genève, qui conseillent, dans l'intention d'activer les digestions. de donner des boissons amères ou aromatiques amères, ou des substances qui auraient pour effet de stimuler l'organisme. L'ail, l'ognon, l'échalote contiennent un principe volatil d'une nature particulière très-active, qui, reconnue pour atténuante et incisive, conviendrait parfaitement comme condiment de temps à autre. Il est une préparation alimentaire fort en usage dans les pays du nord, en Alsace et en Lorraine, et qui serait d'un très-grand secours pour combattre les tendances scorbutiques. Je veux parler de la chou-croute, par altération du mot sauer-kraut, chou aigre, par lequel les Allemands le désignent. Pour l'obtenir, il faut couper les choux en tranches minces ou plutôt en rubans très-effilés; on leur fait jeter leur eau de végétation en les laissant baigner dans une saumure, où ils subissent un commencement de fermentation. Or, le premier résultat de la fermentation de toutes les substances végétales étant la formation d'acide acétique, on peut comprendre déjà quels seraient les avantages à en retirer. La chou-croute est un aliment très-salubre, plus facile à digérer que le chou dans son état naturel, et dont les Grecs disaient : *Deux fois du chou, c'est la mort.* Elle est tonique, stimulante, de bon goût, fort appétissante, et considérée à juste titre comme un des meilleurs anti-scorbutiques connus. On sait qu'avec cet aliment donné deux ou trois fois par semaine à ses équipages, le capitaine Cook les a conservés en santé sous tous les climats de la terre, sans avoir perdu un seul homme de maladie pendant une navigation de plus de trois ans.

Cause occasionnelle. Une lésion profonde du principe vital.

Elle existe bien chez des hommes soumis aux circonstances les plus coërcitives et les plus énervantes, comme une vie inactive qui engourdit, une atmosphère humide qui relâche, une nourriture qui ne restaure plus, et ce qui tend encore à diminuer l'énergie du pouvoir vital déjà si attaqué chez les prisonniers, c'est l'abus de l'onanisme, l'inquiétude et l'effroi semés dans les prisons, par les pronostics imprudemment portés, recueillis et répandus sur la nature des affections endemiques ou épidémiques qui s'y développent; c'est encore l'influence des chagrins concentrés, de l'ennui, de l'hypochondrie, du découragement, qui occasionnent d'abord une irrégularité d'action dans tous les organes, puis un trouble qui pervertit l'ordre de toutes les fonctions!

De tous les agens physiologiques, pris parmi les *circumfusa*, il n'en est aucun qui soit plus important à étudier que l'air ambiant. Aussi, me mettant à la recherche des causes du scorbut, j'ai noté, depuis trois ans, jour par jour, les indications des baromètre, hygromètre et thermomètre, et j'ai sous ce rapport acquis l'expérience que je désirais. J'ai en outre, dans les premiers mois de 1838, adressé à M. le ministre de l'intérieur, une topographie médicale de Clairvaux : je me suis donc entouré de tous les renseignements possibles, et quelle que défavorable que soit notre position géographique, dans un vallée entourée de hautes montagnes couronnées d'arbres, quel qu'humide que soit notre climat pendant toute l'année, je dirai que je n'ai pas trouvé dans ces conditions une cause de notre scorbut périodique annuel.

Il est en outre des époques dans l'année qui ont, sur la production et la nature des maladies, une action bien marquée ; de ce nombre sont le printemps et l'automne : ce sont les deux saisons principales pour le médecin, celles qui nuancent les maladies de l'année. Il est encore de remarque que les typhus, les diarrhées putrides et toutes les affections susceptibles de contracter l'adynamie et de devenir épidémiques, ne se montrent que dans le cours de l'été, s'aggravent avec l'automne, et s'atténuent en hiver, pour recommencer au printemps. Or, en cherchant à faire l'application de ces principes à notre scorbut des prisons, nous voyons qu'il revient, en effet, avec les grandes chaleurs, mais qu'il s'éteint avec elles, qu'il disparaît en automne, ne laisse aucune trace en hiver, et qu'il faut le concours d'une température élevée pour qu'il se montre et s'essaie au printemps.

J'ajouterai que pendant la durée de nos épidémies scorbutiques, les changements de température, surtout ceux du sec à l'humide, sont loin d'être nuisibles aux malades ; il semble, au contraire, qu'ils modifient leur état : ainsi des pluies passagères, celles de deux jours même, relâchent les fibres trop distendues par une sécheresse antérieure, ou imprégnées d'une humeur devenue trop âcre et qui n'avait aucun écoulement, et j'ai vu alors survenir plusieurs fois des crises inespérées chez des sujets gravement atteints.

Symptômes.

En général, l'ordre dans lequel les symptômes paraissent, varie souvent : ainsi chez un sujet affaibli par une maladie de longue durée, les gencives sont presque toujours affectées les premières, et la lassitude accompagne constamment cet état. Il est encore de remarque que les symptômes se montrent plus extérieurs chez les détenus qui auparavant ont mené une vie active.

Le premier symptôme par lequel le scorbut s'annonce ordinairement, est une faiblesse de tout le corps, une lassitude générale, et le sentiment de douleurs contusives dans tous les membres. C'est d'abord sur le système musculaire que la débilité se fait sentir. Le système abdominal jusqu'alors semble peu affecté ; en effet, au lieu de dégoût et d'anorexie, l'appétit est grand et ne se perd que lorsqu'il y a complication putride, dissenterie ou diarrhée opiniâtre.

Chez les sujets robustes, bilieux, le foie augmente considérablement de volume et devient le siége de quelques douleurs, la rate participe à cette altération morbide. En général, lorsqu'il y a lésion de l'un ou de l'autre de ces organes, les malades ont l'haleine fétide, les gencives festonnées, gonflées et saignantes, et, si ces derniers symptômes n'ont pas lieu, ce qui est très-rare, on rencontrera des taches nombreuses pétéchiales aux jambes, qui sont alors œdémateuses, luisantes et douloureuses. Chez les sujets scrofuleux, les gencives ne sont pas constamment rougeâtres, gonflées, mollasses, décollées d'après les dents et saignantes, au contraire, on les trouve fréquemment blafardes, calleuses, desséchées irrégulièrement et racornies.

L'altération dans les fonctions pulmonaires, les douleurs de poitrine et la dyspnée, accompagnent souvent le scorbut ; mais la transpiration devenue plus facile, un saignement de nez ou des gencives ont souvent jugé ces symptômes ; après quoi les malades, qui d'abord étaient agonisants, semblaient renaître, et en effet leur état s'améliorait rapidement.

La peau, organe le plus étroitement lié avec le système digestif, présente des taches, des ecchymoses variables en étendue et en couleur, qui n'intéressent pas seulement le tissu cellulaire, mais s'étendent jusqu'à la fibre musculaire ; elles sont probablement dues à la faiblesse générale à laquelle participent les terminaisons des ramifications vasculaires qui empêchent plus ou moins et totalement le libre passage du sang des vaisseaux artériels dans les veineux, laisse ce fluide stagner et s'accumuler dans le tissu cellulaire et réticulaire, comme les moins exercés par l'action des muscles : de-là ces ulcères sanieux qui mettent les jours du malade en danger, lorsque la suppuration abondante qu'ils fournissent vient à tarir et qu'elle est remplacée par l'embarras de la poitrine. Ce dernier état est fort rare, et même je n'en ai jamais rencontré d'exemple.

Cette altération morbide, si remarquable dans les systèmes vasculaires et fibrilo-musculaires, est moindre dans le système nerveux ; on pourrait ainsi expliquer comment les malades en général conservent leur appétit, et comment aussi les facultés intellectuelles s'exercent avec intégrité jusqu'à la fin, l'énergie de tout l'appareil nerveux étant entretenue par l'usage des toniques et des aliments stimulants prescrits aux malades.

La densité et la couleur du sang, ainsi que son aptitude à ne présenter aux muscles que des matériaux incapables de fournir de bonne fibrine, varient suivant les idiosyncrasies d'abord, l'époque du scorbut ensuite, et enfin la nature du traitement imposé.

Les urines sont généralement claires, limpides et abondantes, excepté lorsqu'il y a dyspnée ; alors elles sont rares, hautes en couleur, déposent une matière briquetée, et se couvrent d'une légère pellicule.

2

J'ai eu plusieurs fois l'occasion de faire une remarque pendant les épidémies du scorbut. Il se présente des maladies en apparence inflammatoires, telles qu'érysipèle de la face, ictéritie, péritonite aiguë ; mais alors même leur existence n'est qu'essayée; leur marche est bientôt interrompue, et comme leurs progrès ultérieurs exigent nécessairement le concours d'action d'autres parties qui, dans le scorbut, sont intéressées et compromises, elles avortent bientôt, et leur apparition ne sert même qu'à rendre plus intense le cachexie préexistante qui dès-lors s'exaspère sensiblement.

L'autopsie cadavérique qui nous découvre le cœur flétri, les poumons engoués, les gros viscères de l'abdomen engorgés, les membranes séreuses et muqueuses injectées, les os ramollis, du sang noir épanché de tous côtés, prouvent encore mieux quel est le désordre des fonctions, et que les sujets meurent depuis longtemps en détail. On explique alors pourquoi ils ont si souvent des défaillances lorsqu'on les remue, défaillances bien différentes de celles qu'éprouvent les personnes extrêmement affaiblies et épuisées par d'autres maladies, lorsqu'on les lève ; tandis que les scorbutiques se sentent parfaitement bien lorsqu'ils sont assis et tant qu'ils n'exercent pas de mouvements musculaires. On comprend que ce mouvement faisant passer tout-à-coup une plus grande quantité de sang vers le cœur, cet organe flétri n'est point en état de surmonter la résistance que lui offrent les poumons et toutes les artères affaiblies; qu'ainsi le sang s'accumule pour ainsi dire dans les cavités du cœur ; la circulation cesse presqu'entièrement pendant quelque temps, et le malade tombe en syncope, jusqu'à ce que le cœur ait vidé le sang qu'il contient par les efforts d'un reste de vie et au moyen de la cessation de tout mouvement musculaire qui n'y accumule plus de nouveau sang.

Ceux qui ont déjà été attaqués du scorbut y ont la plus grande disposition, ils sont extrêmement sujets aux récidives. Il semblerait que le sang si profondément altéré, en conserve des germes et qu'il ne récupère plus complètement sa composition première. Ces sujets devraient prendre plus de précautions, observer un régime plus exact, entretenir avec soin la liberté des selles, des urines et des conduits excrétoires de la peau ; dans ces vues, recourir de temps à autre à de doux laxatifs, aux sucs des plantes récentes, et prendre souvent des bains : mais dans les prisons, tout cela est-il praticable ?

On rencontre des malades qui sont tellement constipés, qu'ils n'ont point une seule garde-robe en quinze jours, d'autres ont des rétentions d'urines, ou bien en rendent moins en deux jours, que la quantité de boisson prise en un. Les uns éprouvent un sentiment de froid ou de la raideur dans les parties tendineuses, principalement aux jambes ; d'autres ont les muscles, même les tendons des cuisses, des jambes, des bras, dans un état de dépérissement si grand, que la peau semble collée sur les os.

De tout ce qui vient d'être dit sur les différences accidentelles du scorbut, il est à conclure que, suivant le système le plus affaibli, suivant l'organe le plus disposé à recevoir l'impression des causes qui déterminent une affection, il est des scorbutiques chez lesquels les organes les plus intéressés, sont, chez les uns, la poitrine, chez les autres, le foie ou la rate; chez ceux-ci, ce sont les extrémités, chez ceux-là les gencives, etc. : ce qui nous conduit à dire que le résultat de toutes les causes propres à produire le scorbut ne s'exprime pas toujours sur des parties apparentes, mais souvent sur des organes internes dont les fonctions étant troublées, deviennent le centre sur lequel se dirigent et s'exercent les impressions nuisibles de tous les agens débilitants. Mais dans toute cette diversité de symptômes, c'est toujours par l'estomac que la maladie a commencé et que traduisent les accidents qui surviennent; tandis que la lésion des autres viscères est plutôt l'effet que la cause du scorbut : donc il ne faut pas faire consister le caractère spécifique de cette maladie, uniquement dans les altérations morbides de la peau, ou dans celles de la bouche.

La fièvre adynamique, caractérisée par un état d'atonie, par une prostration générale dont semblent frappées les fibres musculaires, présente les mêmes symptômes que le scorbut, suit la même marche et réclame le même traitement. En rapprochant les caractères distinctifs de ces deux maladies, on saisit facilement l'analogie qu'elles présentent. En effet, les causes du scorbut, telles que la température humide, les variations brusques de l'atmosphère, la mélancolie, l'ennui, les affections pénibles de l'âme, etc., etc.; en un mot, tout ce qui tend à diminuer l'énergie du pouvoir vital, ne sont-elles pas aussi celles qui prédisposent à la fièvre adynamique? Parmi les symptômes, l'abattement, la morosité, les lassitudes spontanées, la rigidité des membres, l'inaptitude à contracter les muscles, la tendance invincible au repos, la dyspnée, la syncope au moindre mouvement, la fétidité de l'haleine, l'affection de la bouche et des gencives, surtout les hémorrhagies nasales ou autres, les éruptions de diverses taches rouges, bleuâtres ou livides, etc., caractères propres du scorbut, ne se retrouvent-ils pas dans les fièvres adynamiques? Celles-ci s'annoncent également par de la céphalalgie de la pesanteur de tout le corps, une aversion pour le mouvement, de l'abattement extrême, de la gêne dans la respiration, des anxiétés précordiales, une disposition aux hémorragies et aux pétéchies de même couleur que dans le scorbut; par tous les phénomènes enfin qui dénotent l'affaiblissement des forces vitales.

Les indications étant les mêmes, les moyens curatifs à employer ne sauraient être différents; aussi, en général, les toniques et les excitants à l'intérieur et à l'extérieur, forment-ils la base du traitement de ces deux maladies, mises ainsi en parallèles.

Il existe cependant entre elles des traits de dissemblance; par exemple : les taches rouges ou livides des scorbutiques ne paraissent qu'après un certain temps; dans la fièvre adynamique, au contraire, l'éruption en est prompte. La marche du scorbut est lente et progressive; celle de la fièvre adynamique est rapide et précipitée; l'issue de cette dernière est souvent funeste; celle de la première l'est rarement. Enfin le scorbut n'est nullement contagieux : tandis que la contagion est le propre de la fièvre adynamique; en somme, celle-ci n'est qu'un scorbut aigu, et le scorbut une fièvre adynamique chronique.

Nous terminons ce chapitre en disant que nous avons eu lieu d'observer un fait avancé par plusieurs praticiens; c'est que le scorbut, lorsqu'il règne épidémiquement, survient facilement et fréquemment après des affections de longue durée, et à la suite des fièvres intermittentes, surtout chez des sujets déjà affaiblis par une maladie antérieure.

Pronostics.

Nulle affection n'offre plus de variétés, dans ses causes, dans ses symptômes, dans ses transformations, que le scorbut, et il est impossible de le guérir et surtout de l'anéantir, tant que les circonstances qui ont favorisé son explosion subsistent;

L'expérience journalière démontre que, généralement parlant, lorsque le scorbut s'est montré chez un sujet, il peut survenir une guérison; mais elle ne sera que momentanée, il se developpera de nouveau à la première occasion;

Que les atteintes sont d'autant plus promptes que le sujet est plus vigoureux, et d'autant plus profondes qu'il est chétif et malingre;

Que plus il est prompt, plus il porte sur les gencives et les viscères abdominaux, et plus il est lent, plus il a de tendance à compromettre les jours du malade;

Que plus il est invétéré, plus les accidents funestes sont à redouter; plus la respiration est gênée, plus le danger est imminent;

Que lorsqu'il est simple, c'est-à-dire sans aucune complication, il est d'une cure prompte et facile;

Que parmi les femmes, les jeunes qui continuent à être réglées en souffrent moins; que chez les vieilles, parvenues à l'âge critique, il survient des metrorrhagies fort rebelles;

Que des complications typhoïdes ont lieu, surtout chez les sujets vigoureux, d'un tempérament sanguin dans les âges de 45 à 50 ans; que ces complications sont toujours funestes aux malades;

Que pendant l'épidémie, les scorbutiques, loin de se trouver plus mal après des pluies abondantes, ou lorsque le temps est chargé de brouillards, ou après des jours orageux et pluvieux, sont, au contraire, soulagés, et il est de remarque depuis quelques années, que c'est de ce moment seulement et sous l'influence de ces changements atmosphériques, que les malades commencent à mieux aller, et que leur nombre diminue dans la prison ;

Que le scorbut commençant, peut se guérir parfaitement, quoique les gencives soient déjà très-affectées, si le malade fait un exercice convenable, ou qu'on lui donne un travail qui l'exige, ce qui ne peut guères avoir lieu dans les prisons où l'on ne rencontre que des industries sédentaires ;

Que chez celui qui est privé d'exercice ou qui est retenu dans son lit par l'enflure de ses jambes, par sa faiblesse ou pour d'autres causes, et à qui on ne peut procurer des légumes frais ou des herbes ou des fruits récents, le mal ne manque jamais de faire des progrès ;

Qu'il est de bon augure que la peau s'humecte et se ramollisse, et que le ventre s'ouvre après une longue constipation ; qu'en même temps les taches de la peau commencent à jaunir pour se dissiper insensiblement, et que le tissu cutané reprenne sa première couleur : on voit alors les malades recouvrer l'usage de leurs jambes et supporter le déplacement sans tomber en faiblesse ;

Qu'une diarrhée légère, accompagnée d'une moiteur générale, est un symptôme favorable, une crise naturelle qu'il faut respecter ;

Que la dyspnée, une constipation opiniâtre, la dyssenterie, l'hydropisie, les douleurs de côté persistantes, les fréquentes défaillances, la fièvre continue et les hémorrhagies abondantes, sont des symptômes très-fâcheux ;

Que le scorbut survient plus promptement chez les sujets qui ont une oppression habituelle ou un engorgement permanent d'un des viscères abdominaux ;

Que les enfants et les jeunes gens qui ont le système digestif plus actif, sont ceux qui sont le moins disposés à en ressentir les atteintes ;

Qu'en raison du genre de travaux adoptés dans les prisons, les détenus les plus robustes, ceux aussi dont la vie avait été plus active au dehors, sont les premiers et les plus gravement entrepris, ceux aussi dont la guérison est plus lente ;

Que cette affection est fort souvent insidieuse lorsqu'elle n'est pas traitée convenablement. Ainsi, on voit des scorbutiques qui ne paraissent que légèrement affectés, être attaqués subitement de quelques-uns des symptômes graves au moment où on s'y attend le moins;

Qu'il faut toujours se méfier des syncopes; car certains malades meurent subitement lorsqu'il font quelques efforts en cet état, ou qu'on veut les exposer au grand air;

Que lorsque le scorbut a été porté à un haut degré, et que la poitrine est fort affectée, il se termine souvent par la phthysie pulmonaire;

Que c'est sur les gencives principalement qu'il se montre chez les jeunes sujets; que chez les vieillards c'est sur les viscères abdominaux que l'impression a lieu. Aussi, ces derniers présentent-ils fréquemment un état pleurétique, de l'hypocondrie et des flux dyssenteriques rebelles;

Que lorsque les gencives ont été considérablement affectées, il est rare qu'elles ne demeurent pas mollasses, et saignantes pour peu qu'on y touche, et que les dents ne soient ou trop couvertes ou trop à découvert;

Que chez quelques sujets, enfin il reste après cette maladie une disposition à l'hydropisie, ou à l'enflure et aux ulcères des jambes, ou encore à des raideurs dans les articulations, ainsi qu'aux diverses maladies de la peau.

De toutes les affections qui sont venues compliquer le scorbut dans le cours de cette année, il en est une, la plus funeste de celles que les hommes aient à redouter, c'est le typhus. Sept malades d'abord se sont trouvés atteints de ce fléau en même temps, puis trois autres ensuite; aucun de ces dix détenus n'a pu s'en relever. Ils étaient entrés à l'hôpital avec les signes évidents de scorbut, taches pétéchiales aux jambes et aux cuisses, gonflement des articulations inférieures, marche très-pénible, douleurs contusives dans tous les membres, gencives gonflées, saignantes, douloureuses; néanmoins ils avaient conservé de l'appétit et du sommeil, la langue alors ne donnait aucun signe de désordre intérieur, le pouls était faible mais régulier, lorsque quelques jours après leur entrée, ils se plaignirent de frisson dans le dos, d'angoisses, de tristesse et d'un abattement général, de pesanteur à la tête et de vertiges. Alors le visage devint rouge et animé, ils éprouvèrent une soif ardente, la langue était blanche et il survenait des nausées qui paraissaient dépendre de l'état de la tête, plutôt que d'un embarras de l'estomac. Les urines étaient rouges et douloureuses au passage, le pouls était vif et plein, et les yeux rouges et larmoyans. A ces symptômes se joignaient une grande stupeur, un engourdissement des extrémités, des bourdonnemens dans les oreilles. On observait une accumulation de matières visqueuses dans les fosses nasales, dans la bouche et dans la trachée-artère, au point que la déglutition en était gênée et presqu'impossible. Les malades témoignaient une grande répugnance à exercer le moindre mouvement; ils répondaient lentement et avec une sorte d'insouciance aux questions qui leur étaient faites. En cet état la langue était brune, sèche et aussi dure que du bois; et pour terminer cet exposé, ils succombaient du septième au dixième jour. J'ai tremblé alors pour tous les sujets de la même salle, pour l'hôpital, pour toute la maison; car je dois ajouter que j'ai remarqué plusieurs autres tendances vers le typhus. J'ai été assez heureux pour les combattre : mais peut-on se flatter que cette maladie ne reparaîtra pas? Peut-on même l'espérer ? N'est-il pas à craindre que le scorbut dont le développement cette année a été aussi grand qu'il l'avait été l'an dernier, et avec des complications typhoïdes plus nombreuses encore que je ne l'annonce, ne fera pas place au typhus lui-même? J'en ai l'appréhension et ne puis me défendre de cette pensée.

La réunion d'un grand nombre d'individus; l'état asthénique général de notre population; le défaut d'exercice, le trop long séjour des travailleurs dans les ateliers, où, malgré les ventilateurs et leur effet, l'air est néanmoins vicié par les effluves des corps humains vivans, lesquels, quoiqu'on fasse, sont absorbés par les surfaces pulmonaires et cutanées, pour porter l'infection dans tout l'organisme, ne sont-ils pas des causes occasionnelles de typhus comme de scorbut ? Celui-ci du moins n'est pas contagieux; mais on ne contestera pas cette propriété à l'autre; et on doit se rappeler encore les justes alarmes de l'administration, et la terreur que les peuples conçurent, lors des épidémies si meurtrières de typhus, dont l'apparition a souvent lieu spontanément.

Les moyens de prévenir le développement de cette funeste maladie, autant du moins que la chose est humainement possible, seraient d'abord de séparer des autres malades ceux qui sont atteints du typhus, pour les placer dans la salle la mieux aérée de l'hôpital; faire changer leurs vêtemens, les garnitures de leurs lits, nettoyer et désinfecter tous les objets qui ont été en contact avec les miasmes provenant des corps malades, soit par les acides minéraux réduits en vapeurs, soit par l'eau bouillante, ou par une forte chaleur et par l'exposition prolongée au grand air, même par un froid intense; placer de temps à autre, dans le milieu des salles, des vases contenant de l'eau chlorurée de chaux; enfin, faire circuler librement et abondamment l'air atmosphérique. En observant ces conditions, il deviendra possible de comprimer une tendance à l'épidémie typhoïde. Tels sont les soins hygiéniques à employer autour des malades atteints; et qui s'appliquent au besoin à ceux qui peuvent redouter de l'être ; mais pour garantir et prémunir les sujets valides et travailleurs dans les dépôts, il est aussi des précautions à prendre.

Ainsi, pendant que le scorbut règne épidémiquement surtout, au moment des grandes chaleurs, les détenus devraient changer de linge deux fois la semaine, prendre tous à chaque huitaine ou quinzaine au plus un bain chaud, avec addition d'acide sulfurique (5 décigrammes par litre d'eau); il conviendrait aussi d'autoriser la cantine à vendre des fruits mûrs chacun dans leurs saisons, surtout les cerises, les groseilles, les prunes, les raisins. et principalement l'ail, l'ognon cru, l'échalotte, la civette, etc. ; établir de grands courans d'air dans les ateliers où se trouve réuni, comme à la filature, un grand nombre de sujets; faire nettoyer fréquemment les cheminées des ventilateurs, et surtout donner à tous un temps nécessaire de promenade et d'exercice dans les cours ; ce qui leur manque essentiellement, car ils sont continuellement en contact d'émanations mutuelles, qui finissent par être délétères. En demandant d'autoriser la vente de l'ail et des ognons, je ne prétends pas dire qu'ils aient des vertus autres que celles communes avec toutes les substances toniques. Sans doute, ils n'ont pas d'action spéciale sur la cause matérielle du typhus, qui trouve toujours dans l'organisme chez les détenus, surtout, quelques parties vulnérables, mais ces végétaux sont d'une culture facile et se récoltent en abondance, et le prix en est peu élevé ; ils n'occasionneront aucune excitation dangereuse dans les prisons, et puisqu'ils possèdent une action tonique nécessaire, ils rempliront le but qu'on se propose, que ce sera choisir, entre autres, un moyen de combattre le développement de l'épidémie la plus meurtrière.

Autopsies.

Procédant avec ordre dans l'examen cadavérique, je dirai : J'ai constamment vu le cerveau sain et ne participant en aucune manière à l'affection générale; j'ai souvent rencontré des collections séreuses dans les cavités du thorax ; les poumons étaient flétris et affaissés chez les uns; chez les autres, au contraire, ils étaient gorgés d'un sang noirâtre : de là ces oppressions, ces dyspnées rebelles et ces menaces de suffocation dont les malades se plaignaient au moindre mouvement qu'ils faisaient. Le péricarde, quelquefois distendu, contenait une quantité de sérosités diversement colorées; mais cette coloration observée 48 heures après les décès, et non chez la plupart des sujets d'ailleurs, ne m'a pas semblé être un caractère inhérent au scorbut, puisqu'on pourrait l'expliquer de différentes manières. Le cœur et les cavités artérielles m'ont paru souvent flétris, et quelquefois gonflés, remplis d'un sang noirâtre, et surtout coagulé. Les viscères abdominaux, le foie et la rate surtout présentaient fréquemment divers degrés d'altération. Le tissu de ces organes était ramolli, spongieux, facile à lacérer, et plus ou moins désorganisé. La surface externe de l'estomac, du duodenum, de tout le tube intestinal et du péritoine, laissait voir des taches brunâtres et comme gangréneuses, semblables à celles qu'on remarque sur les membres des malades, lesquels ont toujours offert un sang coagulé assez abondant épanché dans le tissu sous-cutané. Les fibres musculaires, en général, aux extrémités inférieures surtout, étaient mollasses et tendres à un tel point qu'il devenait impossible de disséquer les muscles, de les séparer les uns d'avec les autres sans les déchirer. Les glandes du mésentère, et plusieurs autres glandes lymphatiques, m'ont paru tuméfiées ou indurées, et souvent abcédées.

C'est bien à tort qu'on a attribué les taches scorbutiques à la putridité du sang; sa fluidité venant alors à diminuer, il stagnerait sur différents points, et on expliquerait ainsi la formation subite de ces plaques ou taches lenticulaires, de couleur violacée, gangreneuse, pour ainsi dire, que portent les malades. On n'a pas réfléchi qu'un tel état n'admettait pas de guérison, qu'il serait incompatible avec la vie; en outre, que si le sang présentait des traces de putridité, un des premiers effets de cette décomposition serait d'empêcher sa coagulation. Cependant dans l'autopsie des sujets scorbutiques, j'ai toujours trouvé les artères, les oreillettes et les ventricules remplis d'un sang coagulé.

Les expériences chimiques, faites à toutes les époques, ont démontré que le sang des scorbutiques n'offre aucune altération particulière; ses parties constituantes ne changent pas. Le caillot n'est recouvert que d'une mousse imperceptible, d'une pellicule transparente; il est assez consistant; lavé dans l'eau, il fournit une matière fibreuse, et, si on fait chauffer l'eau du lavage, on en obtient la substance que M. Deyeux nomme toméline.

Traitement.

Les divers moyens recommandés dans le scorbut l'ont été d'après l'idée que chacun s'était formée de sa nature : de là une foule d'hypothèses qui ont enfanté autant de traitements qu'il y a eu de systèmes. Il n'est pas de mon sujet d'énumérer ici les remèdes multipliés, alternativement préconisés, puis délaissés, repris ensuite, et mis encore de côté à différentes époques par les navigateurs, ou les auteurs qui ont traité ce sujet. Je parle du scorbut des prisons, qui n'a pas encore été décrit dans un ouvrage spécial, j'indique donc des vues nouvelles sur le traitement de cette affection d'après son véritable caractère d'une épidémie des prisons.

L'hygiène, le genre d'occupations ou mieux de travaux à adopter dans les prisons, et une *alimentation variée et qui pourrait produire un chyle acescent*, suffiraient pour prévenir les retours du scorbut comme épidémie, et seraient plus puissants que toutes les ressources de la pharmacie qui n'ont que des effets palliatifs et non curatifs.

L'hygiène. Les règles de la salubrité sont ici établies et maintenues avec zèle, intelligence et persévérance sans contredit; on peut même dire que sous ce rapport il n'y a rien à désirer : mais on ne parviendra pas à corriger le froid et l'humidité de l'atmosphère ; on aura beau renouveler l'air des chambres et des dortoirs, établir de savants ventilateurs, exposer fréquemment toutes les literies à de grands courants d'air, désinfecter les couloirs, les corridors, les chambres, les ateliers par des aspersions, des lotions, des arrosements répétés d'eau chlorurée de chaux ; tout cela est fort sage, l'hygiène le veut et s'en applaudit ; quand même encore les détenus seraient tous fréquemment baignés dans une eau chaude, avec addition d'acide sulfurique, pour déterger la peau, en ouvrir les pores et la préparer ainsi à la transpiration, ce que j'ai conseillé ; quand même aussi il serait chaque jour, comme cela a eu lieu pendant quelque temps, deux fois la semaine, ajouté, dans les légumes, une ration double de vin, dans l'intention, fort bonne sans doute, de rendre les aliments plus toniques, de prévenir les débilitations de l'estomac, de donner au bol alimentaire une acescence qui lui manque et qui lui est si nécessaire, les sucs gastriques étant détériorés, etc., etc. Je dirai que ce sont d'excellents moyens, mais accessoires ; que ce n'est là que de la médecine de symptômes, et on sait ce qu'elle vaut ; que ces moyens seuls, sans le concours des autres, ne parviendront, ni à arrêter un développement épidémique du scorbut, ni à en prévenir la récrudescence pour l'année suivante.

Le genre de travaux à adopter dans les prisons. Aujourd'hui plus que jamais les détenus sont l'objet de la sollicitude du gouvernement ; on cherche à améliorer de toutes les manières leur position physique et morale. Cependant je dois dire que, dans certaines maisons centrales et dans une foule de circonstances, l'avis des médecins qui pourrait être invoqué, pour ne pas dire plus, ne l'est jamais en rien ; ou si cela a lieu quelquefois, c'est pour la forme, encore surgit-il mille objections, et de fait il devient inutile pour ne pas dire dérisoire de les consulter. Citons un exemple : s'il se présente une industrie nouvelle à introduire dans les prisons, le futur sous-traitant confère avec les entrepreneurs, le directeur est consulté, lui seul décide du *commodo* et *incommodo,* l'industrie est adoptée.

Ces lignes étaient à peine tracées, lorsque M. le ministre de l'intérieur fit remettre à tous les médecins des prisons, une circulaire sous la date du 20 juillet dernier, qui leur impose de s'expliquer sur toutes les causes qui, dans leur opinion, pourraient influer sur l'état sanitaire : « Ils devront, dit-elle, envisager les conséquences du régime de la vie » prisonnière, tant sous le rapport moral que sous le rapport physique. » Les observations de cette espèce, prennent cependant un caractère » de particularité, à raison de la plus ou moins grande salubrité de l'air » dans la localité, de l'état des bâtiments, des différentes espèces d'in» dustrie exploitées dans la maison centrale, et du caractère particulier » de la population qu'elle reçoit. A cet effet, un état des cas de maladie » et des décès, classés d'après l'industrie des détenus, et aussi d'après » leur âge, devra être joint aux rapports des médecins. »

Une marche rationnelle pour fortifier le système musculaire, ou l'entretenir en cet état, appeler ainsi sur lui les forces de la vie, et prévenir, par là, les concentrations vitales internes, serait d'imposer aux détenus des travaux qui exigeraient l'emploi de leurs forces, ce qui les placerait dans les conditions de la vie commune; en outre prescrire des frictions sèches, des ablutions fréquentes, froides, même quand la saison le permet, etc., etc. Eh bien! je le demande, les travaux d'un filateur, de celui qui épluche le coton, qui devide, qui soigne un métier ou qui tisse; ceux d'un ouvrier qui peigne ou qui nacte la laine; ceux d'un cordonnier, d'un tailleur, etc., présentent-ils une seule des conditions désirables?

On pourra bien m'objecter que les ouvriers des fabriques de villes manufacturières, dont les travaux sont les mêmes, n'ont pas le scorbut; cela est vrai. Je dirai cependant qu'ils ont, en général, un aspect maladif, le teint hâve et la mine souffreteuse : mais on sait que, chargés de famille, pour la plupart, ils se nourrissent fort mal; que presque tous ils ont des habitudes d'intempérance auxquelles ils se livrent, surtout les jours fériés; mais c'est à l'exercice qu'ils prennent avant et après leurs journées, c'est dans les promenades qu'ils font, dans les jeux et dans les danses et autres moyens de mettre en action le système musculaire que se trouve celui d'éloigner les affections scorbutiques. Au contraire, ici, la vie réglée de nos détenus, la tempérance qui leur est imposée, les règles d'hygiène si bien observées sur eux et autour d'eux, leur donnent, sur les ouvriers libres, un avantage extérieur de santé; mais en eux résident les principes du scorbut, parce que l'exercice leur manque. Nous ne considérons pas comme tel, une heure chaque jour de promenade dans les cours; et ils n'en font aucune autre que d'aller du dépôt aux ateliers, et de ceux-ci au dépôt (50 pas environ), pour y prendre leurs repas ou pour rentrer dans les dortoirs.

A l'appui de ce que j'avance, j'ajouterai que les détenus employés à l'hôpital comme plantons, aides de pharmacie, infirmiers et infirmières, quoique vivant dans le foyer de la maladie; que ceux qui, dans la prison, ont la faculté d'un déplacement, ou pour occupation de travailler dans les cours; l'infirmier du dépôt, les balayeurs, allumeurs de quinquets, etc., etc.; tous ceux enfin qui font un exercice à l'air aussi libre que possible, comme charrons, serruriers, forgerons, menuisiers dont j'ai déjà parlé, qui donc ne passent pas les journées entières, l'année même, assis dans les ateliers ou à piétiner autour de leurs métiers : tous ceux-là, dis-je, à de très-rares exceptions près, ont été exempts de scorbut l'an passé, en 1840 également, et le seront long-temps encore, s'ils restent dans leur emploi. Le dimanche, les détenus, par mesure de sûreté ou toute autre, passent dans leurs chambres, dortoirs ou cellules respectives, sur leur lit, dormant ou non, et taciturnes, les trois quarts de la journée, un demi-quart aux offices, où ils sont encore silencieux et inactifs, et l'autre demi-quart dans les cours, à je ne sais quoi faire.

M. Moreau (Christophe), inspecteur général des prisons du royaume, observateur profond de tout ce qui intéresse la vie prisonnière, dont il a fait une étude comparative en Suisse et dans les trois royaumes réunis, pour en appliquer les fruits à notre système carcérien, dans lequel la pensée du gouvernement est d'introduire aussi la *séclusion*, s'exprime ainsi : « Dans les prisons départementales, et même aussi dans toutes »les autres, il serait bon que chaque cellule fût pourvue, indépen- »damment du métier de travail de chaque détenu, d'un instrument »mécanique propre à exercer ses bras et ses jambes.— Le mouvement »des jambes et des pieds exerce une action plus salutaire sur le cer- »veau que celui des bras et des mains, » a dit le savant docteur Gosse, consulté à ce sujet par l'auteur du mémoire sur *la mortalité* et *la folie dans le régime pénitentiaire;* et ce dernier ajoute : « Du reste, si je pro- »pose l'usage mécanique des exercices fatigants dans nos prisons, c'est »que j'ai la conviction qu'on pourrait en tirer un parti utile, même »dans le système de la séparation individuelle. » (1)

Pour preuve de l'influence des affections de l'âme dans les maladies, comme moyen d'en arrêter les ravages, et aussi de l'action puissante et miraculeusement curative de l'exercice, je citerai deux exemples, entr'autres. Deux sujets scorbutiques étaient le mois dernier à l'hôpital, l'un depuis un an, et avait été long-temps en danger de succomber; il était d'une constitution robuste d'abord, roulier provençal; il se trouva ensuite réduit à un état voisin de l'émaciation. Le second, homme d'une structure athlétique, était atteint de scorbut, à tel point que le moindre mouvement qu'on lui faisait exécuter, le jetait dans une syncope qui, vingt fois, l'avait fait juger mort. Eh bien! ces deux détenus sont sortis depuis peu. Le premier, nommé Martin, mis en liberté le 22 juillet dernier, était à l'hôpital, comme scorbutique, depuis le 16 août 1839 : il avait passé dix mois dans son lit, souffrant d'abord, puis amaigrissant, anéanti, perdant tout espoir, enfin devenu presqu'agonisant; ce n'a été que vers les deux derniers mois qu'on a commencé à s'apercevoir d'une amélioration à peine sensible d'abord, qui ensuite alla toujours croissant au fur et à mesure qu'il approchait du terme de sa punition. Enfin, le 22 juillet, il a pu sortir à pied, sa démarche était chancelante; mais sa physionomie, je dirais presque rayonnante, traduisait les pensées d'avenir que, jeune encore, il concevait, et qui l'assaillaient en ce moment : Marseille! me disait-il, Marseille! Je le verrai dans huit jours, et je serai guéri! Le second, nommé Morel, ainsi que je l'ai dit, était retenu dans son lit, où tout mouvement lui était interdit; mais l'avant-veille de sa liberté, il pouvait se lever sur son séant; la veille, sa figure exprimait la satisfaction, elle n'était plus morne, l'œil éteint naguères avait repris de la vivacité; de la force, il n'en avait aucune absolument, au point que le 15 juillet, jour de sa sortie, l'infirmier fut obligé de le descendre sur son dos : on

---

(1) *De la mortalité et de la folie dans le régime pénitentiaire*, par M. Moreau (Christophe), inspecteur général des prisons de France. Mémoire présenté à l'académie royale de médecine de Paris, qui en a ordonné l'impression dans ses mémoires, et a adressé des remercîments à son auteur.

le porta ainsi au dehors jusqu'à la voiture. Déjà il ne désespérait plus de son état : il avait désigné la ville de Troyes pour lieu de résidence. Là, disait-il, j'entrerai à l'hôpital pour compléter mon traitement. La secousse du voyage qu'il avait pu supporter sans aucune syncope, l'air libre qu'il respira largement pendant le trajet qui dure une journée, furent plus efficaces que tous les traitements anti-scorbutiques. Il était enfin à moitié rétabli, il ne voulut plus entrer à l'hôpital, et huit jours étaient à peine écoulés que ses gencives, naguères fongueuses et saignantes, étaient guéries, et que les larges taches scorbutiques qui couvraient les deux membres inférieurs où il accusait alors des souffrances et une rigidité extrême étaient effacées. Morel enfin avait touché le port. Il fit connaître son état, et annonça sa guérison, que je lui avais prédite : elle sera aussi rapide chez tous les malades, même aussi profondément atteints que l'était Morel, lorsqu'ils seront soumis à un changement bien tranché de régime, de position et de travaux.

Une alimentation variée qui pourrait produire un chyle acescent.

La variété d'aliments préparés et assaisonnés comme il convient, est une des conditions les plus propres à éloigner le scorbut, car l'*immutata qualitas victûs*, comme je l'ai déjà dit en d'autres termes, en est la première cause, et celle aussi de plusieurs autres affections morbides, le régime alimentaire ayant une efficacité relative à l'inassuétude des sujets auxquels on le donne. De tous temps il a été prescrit de mettre les scorbutiques à l'usage des aliments frais et des fruits mûrs. Une nourriture légère et douce, la diète végétale ou des viandes fraîches, un air sec et pur, ont quelquefois seuls suffi pour arrêter les premiers degrés du scorbut, dit-on. Mais dans les prisons, nous rencontrons des obstacles sans nombre à l'application de ces moyens diététiques. D'abord *les fruits* de toute espèce sont interdits ; ils ne peuvent être donnés comme aliments, ni offerts aux détenus comme articles de vente dans les cantines, le réglement du 10 mai ne le permet pas : *les aliments frais*, si on entend par ces mots les légumes de chaque saison, ils ne sauraient être fournis en quantité suffisante dans une prison qui contient plus de 2,000 individus. Ensuite, à Clairvaux du moins, la difficulté de s'en procurer, pour un certain temps, est telle, que l'hôpital même ne peut en être approvisionné; et cela est si vrai, que, dans les mois de juin, juillet et août, où ils seraient si nécessaires alors, puisque c'est l'époque de l'année où ont lieu les récrudescenses scorbutiques ; époque aussi où les légumes trop jeunes ne peuvent être utilisés dans les cuisines, le cahier des charges ayant prévu ce cas, les entrepreneurs sont autorisés à remplacer, dans le bouillon gras, ces légumes par une quantité déterminée de veau, qui, ainsi en ébullition prolongée, ne fournit plus qu'une eau fade, en partie dépourvue d'osmazome, n'ayant point enfin toutes les propriétés désirables. Donc point de diète végétale possible, et au lieu de cela une nourriture fade. Les viandes, il est vrai, sont fraiches ; mais si l'air est pur, et même suffisamment oxygéné par les forêts qui nous environnent de tous côtés, il n'est pas sec, et nos instruments hygrométriques, examinés le matin, le soir et dans la journée, fournissent des indications extrêmes d'humidité et de sécheresse. L'évaporation de la première est telle, que les chaleurs caniculaires mêmes, et par le ciel le plus pur, ne peuvent la surmonter. Ces premiers moyens curatifs ne peuvent donc être remplis. Cependant les habitants libres de Clairvaux, quoique placés à peu près dans les mêmes conditions, ne contractent pas le scorbut.

Thérapeutique.

Les conseils, les remèdes, les recettes, les procédés ne manquent pas, et malgré la variété, on a vu une infinité de circonstances modifier, neutraliser même leur action et les moyens appelés anti-scorbutiques par excellence, non seulement n'ont pas toujours amené la guérison ; mais leur usage continue, voisin de l'abus, a quelquefois produit le scorbut chez ceux qui portaient en eux les dispositions à cette maladie. J'ai soumis les malades aux frictions alcooliques de camphre, de baume fioraventi, de vinaigre aromatique même, et de teinture anti-scorbutique, et je donnerai la préférence à cette dernière. Mais les applications chaudes et pendant la nuit, d'une forte décoction de quinquina rouge, m'ont réussi constamment à faire disparaître promptement, et sans retour, les taches scorbutiques des membres. Aussi, j'ajouterai que de tous les moyens toniques internes et externes, nul ne mérite, à mes yeux, dans le scorbut des prisons, une préférence plus marquée et plus spéciale que le kina : il agit sur la fibre mouvante, en réveille et tonifie l'excitabilité, stimule l'énergie du système vasculaire, et relève les forces abattues. A l'intérieur, les vins toniques d'absinthe, ceux chalybés, anti-scorbutiques, amers ou de kina, ont été administrés. Ce dernier m'a toujours paru préférable aux autres, dans cette hypothèse, que l'affection scorbutique des prisons est la conséquence d'un état adynamique général. Les tisanes de toutes sortes ont été données, telles que gentiane, saponaire entière, marrube blanc, menianthe, camomille, absinthe, petite centaurée, bourrache oxymellée, petit chêne, les limonades vineuse et citrique avec jus de citron ; mais je n'ai pas trouvé dans cette dernière les grandes vertus qu'on lui attribue. Pour stimuler dans certains cas l'action du système cutané, en ouvrir les pores et exciter la transpiration, j'ai prescrit les bains simples, ou de vapeurs ou aromatiques, et les frictions sèches, outre celles alcooliques ; j'ai aussi donné la solution de Cameron, du formulaire anglais ; elle est conseillée contre le scorbut, et se prépare ainsi : Nitrate de potasse, 250 grammes ; vinaigre, 1,625 grammes ; sucre *ad libitum* ; huile essentielle de menthe, quelques gouttes ; dose, 90 grammes graduellement à 250 par jour jusqu'à effet désiré, l'expérience ayant démontré combien les sueurs modérées favorisaient le rétablissement des scorbutiques. J'ai eu le soin d'entretenir la liberté du ventre, et ai combattu les constipations opiniâtres qui, chez la plupart, étaient le résultat d'un régime et de prescriptions toniques internes et externes, par de doux laxatifs. J'ai évité les purgatifs violents, toute évacuation abondante, débilitante de sa nature, étant nuisible. J'ai opposé aux hémorragies la limonade avec addition de quelques gouttes d'acide sulfurique. Pour arrêter les dyssenteries scorbutiques, j'ai administré la teinture d'ipécacuanha à petite dose et répétée, et mieux encore un mélange des poudres d'ipécacuanha, d'opium et de camphre de chaque 5 centigrammes, donné 3, puis 4, 5, et même 6 fois le jour, d'heure en heure, et dont l'effet a été constant. J'ai combattu les dyspnées, les menaces de suffocation par les tisanes béchiques avec addition d'oxymel scillitique. Dans les affections de la bouche, et suivant les indications, j'ai prescrit des gargarismes adoucissants, tantôt laudanisés, tantôt détersifs par addition d'acide sulfurique au 10e; d'autres fois avec 3 ou 4 décigrammes d'acide hydrochlorique; ici des gargarismes chlorurés de chaux ou simplement préparés avec le vinaigre blanc, le miel rosat et un véhicule; là, avec sulfate d'alumine, lorsque les gencives étaient trop gonflées, d'une teinte violacée, bourgeonnant rapidement, dépassant quelquefois les dents. Lorsqu'elles se décollaient et s'isolaient de ces dernières, je les faisais toucher légèrement et plusieurs fois le jour, avec la teinture de gayac; mais dans cette dernière circonstance surtout, le cresson de fontaine donné en salade, sans huile, seulement avec sel, poivre et vinaigre, qui, mâché long-temps, et maintenu long-temps aussi en cet état, en contact avec les gencives, a toujours réussi à les raffermir, à en arrêter la végétation. Ce moyen agit alors comme aliment et comme médicament. Les végétaux, dits anti-scorbutiques, perdent cette propriété par la fermentation ou la dessication, ou par l'action du feu. Le jus exprimé par écrasement dans un mortier était administré presqu'inutilement, et le cresson n'avait ici une action si prononcée, que parce qu'il était donné tel qu'on le récoltait. A propos de gargarisme, je dirai que leur emploi trop fréquent m'a paru avoir l'inconvénient d'entretenir l'état d'irritation de la membrane muqueuse de la bouche, et d'augmenter l'humidité de parties qui en contiennent déjà trop. Les membres contractés ont été frottés avec le baume tranquille, le savon anodin (baume opodeldoc avec addition de laudanum de Rousseau), nonobstant les frictions sèches, le massage des membres qui étaient soigneusement recommandés. J'ai toujours rencontré que ces contractures, la rigidité et le luisant œdémateux des membres, coïncidaient avec la rougeur de la langue, à sa pointe et l'inflammation de l'estomac; aussi je prescrivais un régime léger, en petite quantité, et du lait au lieu de vin; et facilement j'ai triomphé de cet état, qui retient les malades fort long-temps à l'hôpital. En suivant une toute autre conduite, ils ne guérissent pas.

En général, le traitement sera subordonné à l'état des malades. Dans le scorbut, comme dans toutes les autres affections, il faut agir suivant les indications.

Chez les détenus pléthoriques, des sangsues placées dérivativement, dès le début de la maladie, ont été fort avantageuses. J'en dis autant des laxatifs, chez les sujets qui présentent un embarras des premières voies. Ces moyens, ainsi employés à propos, disposent et préparent le système digestif, à l'effet des prescriptions toniques employées immédiatement après.

Ordinairement les toniques, qui sont si avantageux quand le scorbut est confirmé, sont autant nuisibles donnés dès le début de la maladie; de même, il convient de s'en abstenir lorsqu'il existe quelqu'altération notable dans les viscères abdominaux : il faut alors prescrire les anti-phlogistiques avant de songer aux stimulants. C'est pour cela que les végétaux frais et les limonades sont donnés avec tant de succès au commencement de la maladie, et sont d'ailleurs mieux indiqués que le quinquina et les autres toniques dont le moindre inconvénient serait de produire une constipation opiniâtre, etc. En effet, plus long-temps nos corps ont été privés de stimulants, comme cela a lieu chez les détenus, plus leur irritabilité générale est grande, et plus aussi ils se montrent sensibles à l'impression du moindre tonique qui, chez un sujet bien portant, et aurait l'habitude de leur action, ne ferait que très-peu de chose. Ce principe est aussi applicable à la prescription des aliments mêmes les plus appropriés, dont il faut bien se garder d'ingurgiter les scorbutiques.

Au reste, pour le traitement du scorbut aussi, il faut l'œil observateur, l'expérience et le tact du médecin; car ce n'est pas toujours par des irritants qu'on augmente le ton de nos organes, et ce n'est pas constamment par des anti-phlogistiques qu'on le diminue. Les seconds remplissent quelquefois l'usage des premiers, et ceux-ci ont quelquefois aussi, par rapport à la tonicité, un effet identique à ceux-là. Ce qui réussit le mieux à rendre aux organes affaiblis la vigueur, que l'âge, les maladies, les chagrins, etc., leur ont fait perdre, c'est plutôt un régime approprié à l'état de l'individu frappé d'atonie; c'est plutôt un exercice convenable, etc., que ces médicaments, aussi nombreux qu'infidèles, qui, réunis sous la dénomination de toniques, et entassés dans les officines, sont prodigués au hasard par tant de mains inexpérimentées.

Ce que produit l'usage trop soutenu et trop régulier d'une même espèce d'alimens quels qu'ils soient, des remèdes excellens en eux-mêmes, mais employés trop long-temps, trop uniformément et trop exclusivement, peuvent le produire. Le changement plus ou moins absolu ou fréquent dans les alimens et les remèdes, présente au contraire les plus grands avantages; il devient constant qu'une alternative dans l'emploi des moyens plus ou moins différens assure leur efficacité mutuelle. Et cette utilité de la transition d'un procédé curatif à un autre, d'un aliment aussi à un autre, agissant d'une manière opposée, m'est démontrée jusqu'à l'évidence la plus complète. C'est ainsi que de temps à autre je mettais tous les malades à la diète, que je prescrivais le régime maigre au lieu du gras, le lait en place du vin, que je suspendais pour le soir les prescriptions de vin tonique. Une action habituelle est presque nulle, et dans cet état, il devient rationnel de recourir momentanément à des moyens qui, par la nouveauté de leur impression, suscitent ou réveillent dans nos organes des oscillations salutaires. J'ai suivi la même marche dans l'administration de tous les moyens thérapeutiques ; je l'ai même appliquée aux boissons, pour en régler et modérer l'activité, en échangeant de temps en temps les tisanes amères ou vineuses contre de plus aqueuses.

Enfin, il ne faut pas croire que l'on guérirait cette maladie par des saignées, par des purgatifs, des diurétiques et des sudorifiques, tels que nous les présente *in globo* la matière médicale : il y a dans le scorbut une altération visible des principales fonctions vitales, et par conséquent un dérangement général dans les sécrétions et les exerétions ; ce serait en vain qu'on chercherait à combattre le mal local, si on n'attaquait pas en même temps et convenablement la maladie générale, laquelle, parvenue à son dernier période, ne rend que trop souvent impuissans les efforts que l'on fait pour en modifier les terribles résultats.

En outre nous avons reconnu que les végétaux frais ne combattent point le scorbut par une vertu spécifique, inhérente et particulière, et l'inefficacité de quelques-uns des moyens vantés comme anti-scorbutiques, et aussi l'inutilité de quelques autres comme tels, nous ont été démontrées.

Conclusion.

En résumant tout ce que nous avons dit sur le scorbut des prisons, dont la cause est à nos yeux un état d'asthénie des organes digestifs, par suite d'une assuétude à l'impression d'alimens d'une nature pâteuse, muqueuse, etc., lesquels trop long-temps continués non seulement ont perdu leur action stimulante, nécessaire aux bonnes digestions, mais encore sont nuisibles à celles-ci ; dont le motif est en outre dans le défaut d'exercice, principe de dérangement dans les fonctions des systèmes cutané et musculaire, de là, diminution et prostration des forces ; et en somme lésion profonde du principe vital : nous dirons maintenant que l'épidémie scorbutique de 1840 a cessé ; il faudra peu de chose pour en prévenir la recrudescence en 1841.

En effet, sans charger le trésor par des dépenses nouvelles, sans porter atteinte au réglement du 10 mai 1839, sans déranger les travaux organisés tels qu'ils sont en ce moment dans les prisons, on peut empêcher le retour de cette cachexie épidémique inhérente à la vie prisonnière telle qu'elle est aujourd'hui, et qui en s'acclimatant ne perd pas de sa gravité, malgré les fréquens renouvellemens de la population, les conditions étant toujours les mêmes ; qui a pour effet d'attaquer la vie dans ses sources, et dont le moindre inconvénient enfin est d'enlever chaque année 6 à 700 détenus à leurs travaux, auxquels ils ne retournent pas dans un état de rétablissement complet, après 2, 3 ou 4 mois de maladie et quelquefois plus.

Pour atteindre ce but il conviendrait :

1° En conservant la nourriture végétale telle qu'elle est aujourd'hui, de légumes secs, d'en varier les préparations et les assaisonnemens ; ainsi que l'ognon une fois et l'échalotte l'autre, y entrent comme condiment ; que la chou-croute, une fois ou deux par semaine, soit donnée aux détenus comme aliment. Un seul service gras a lieu le jeudi ; il serait très-avantageux qu'il y eu eût un second le dimanche, et profitable que la viande avant d'être cuite fût piquée de quelques gousses d'ail, la moindre modification dans la nourriture ordinaire étant d'une grande utilité pour combattre le scorbut et les dispositions à cette maladie ;

2° Que les détenus, hors les heures des offices, aient la faculté de profiter des loisirs du dimanche et des jours de fêtes, en se promenant dans les cours, au lieu de passer tout ce temps dans leurs chambres ; qu'à cet effet encore il leur soit accordé, pour chaque jour de la semaine, trois heures de suspension de travaux, la première le matin, la seconde dans le milieu du jour, et la troisième le soir. L'exercice dont l'effet est d'exciter tour-à-tour une contraction et une extension fibrillaire, etc., est d'une utilité reconnue dans toutes les affections asthéniques en général, et en particulier dans le scorbut des prisons ; sans lui d'ailleurs les digestions ne se font plus qu'aux dépens des seules forces de l'estomac, qui, bientôt fatigué, ne permet plus que cette fonction si importante soit complète : de là mille désordres faciles à prévoir ;

3° Qu'aux précautions et soins hygiéniques généraux et particuliers, si sagement établis déjà et observés avec tant de zèle et de persévérance, à Clairvaux du moins, on y ajoute l'ordre de faire baigner tous les détenus, une fois le mois en hiver, et deux fois en été, à partir du premier juin jusqu'au premier septembre ; que dans les bains d'une température de 22° à 25° en hiver, et moins élevée si on le veut en été, surtout en juillet et août, suivant le temps d'ailleurs, il soit versé 5 décigrammes d'acide sulfurique par chaque kilogramme d'eau, à l'effet de déterger la peau, de la tonifier, et de rétablir ainsi des fonctions languissantes, consensuelles des digestives ;

4° D'autoriser pour toujours la cantine à vendre les légumes crus de la famille des asphodèles, tous anti-scorbutiques puissans, tels que la civette, l'échalotte, l'ognon et l'ail. Leurs propriétés sont de relever le goût des alimens, d'en faciliter l'assimilation, et de rendre les digestions plus actives et plus promptes ; ils sont le correctif de l'inertie de l'estomac et de l'eau qui est l'unique boisson dont on fait usage dans les prisons ; ils augmentent la sécrétion des urines et la transpiration d'une manière sensible. L'ail entre autre a été conseillé comme préservatif des maladies épidémiques. Cette opinion que je partage n'est pas dénuée de fondement ; car, ainsi que je le dis ailleurs, en stimulant l'activité de l'estomac et de tous les organes en général, il est très-propre à diminuer la disposition aux affections épidémiques et contagieuses. Ce n'est point en neutralisant les miasmes contagieux, comme le croit le vulgaire, mais en excitant les tissus organiques où s'opèrent les exhalations et les inhalations, et les rendent par là moins susceptibles d'être pénétrés par ces miasmes, que l'ail peut être utile ; et dans cette autorisation, il n'y aurait pas dérogation au réglement du 10 mai 1839. Ensuite, comme moyen réellement prophylactique et de circonstance seulement, nos détenus, à peine rétablis de l'épidémie scorbutique, retireraient avantage de l'usage moderé de fruits mûrs, tels que raisins, noirs surtout, poires et pommes. Ce serait autant d'auxiliaires dont les salutaires effets ne sauraient être contestés ;

5° Pour rentrer dans les vues du paragraphe 2 ci-dessus et prévenir les conséquences maladives bien reconnues d'un travail trop sédentaire, comme ceux des filatures ou de la couture, qui ont l'inconvénient de fixer l'ouvrier à la même place, et au contraire lui donner une occupation fatigante et profitable alors, parce qu'elle nécessitera un exercice corporel ou musculaire, au lieu du piétinement autour d'un métier, n'admettre à l'avenir comme industrie à introduire dans les prisons que celles qui présenteront les avantages que nous signalons.

A ces conditions réunies et non prises isolément, on peut espérer de préserver du scorbut et des autres maladies épidémiques, toutes les prisons où il n'y aura pas encombrement de sujets, et de les éteindre probablement là où elles existent.

Il est une étude à faire et qui appartient aux médecins, c'est celle d'un grand nombre de circonstances dont l'influence est incontestable dans le développement des épidémies ; à cet effet l'autorité pourrait demander à chaque médecin de maison centrale une topographie médicale de chacun de ces établissemens ; ce serait une source de documens dont il est facile d'apprécier l'importance (1).

Enfin, en ce qui concerne le traitement du scorbut et des autres épidémies, si on veut examiner que la population des prisons ne se recrute en général que parmi la classe ouvrière et parmi les indigens,

(1) Un traité sur la vie prisonnière jugée au point de vue physiologique, manque en littérature médicale ; ce serait une lacune à remplir.

www.ingramcontent.com/pod-product-compliance
Ingram Content Group UK Ltd.
Pitfield, Milton Keynes, MK11 3LW, UK
UKHW020457230726
13925UKWH00005B/2003

9 782013 598897